MODELO

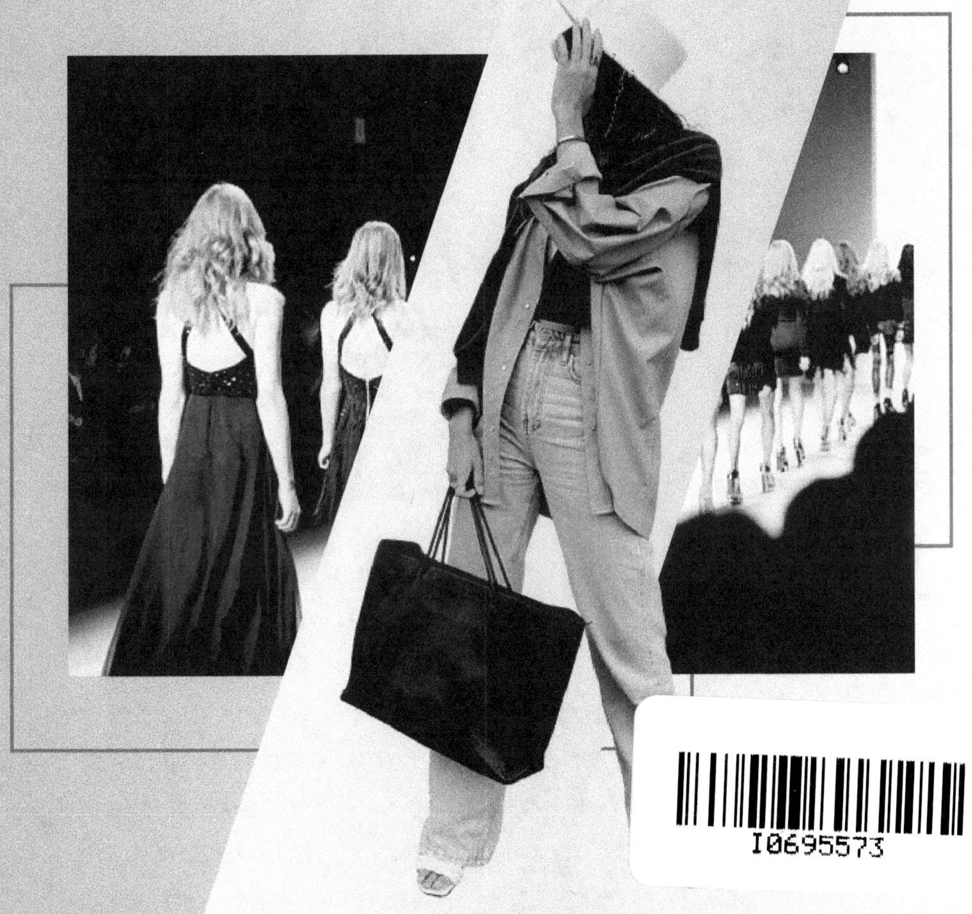

COMO SER UNA AUTENTICA MODELO DE MUJER

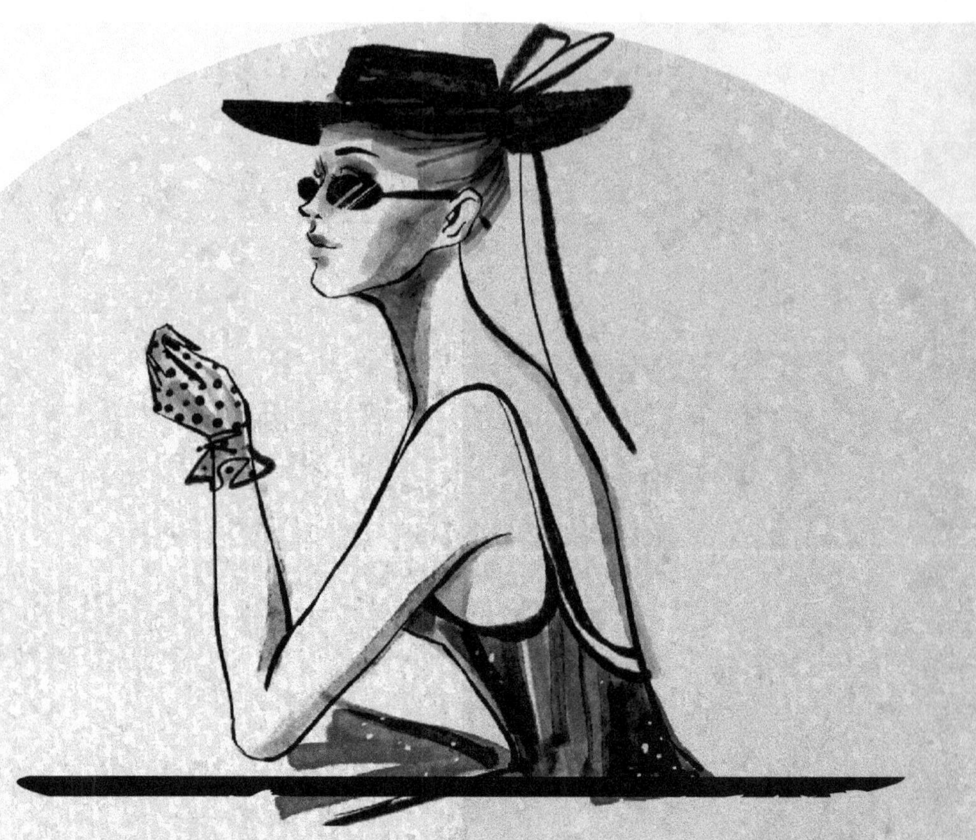

En la actualidad ser una mujer modelo se vuelve cada vez más importante debido a tantos modismos, lo importante es reconocerse a una misma como original dándonos a respetar, no ser copias de nadie más, reconocer el valor que nos caracteriza y sobre salir con estilo. Para eso no se requiere ser talla doble cero o tener una belleza inalcanzable, nos podemos distinguir simplemente por sabernos comportar como mujeres educadas siendo una mujer modelo y auténticamente original.

Contenído

ETIQUETA

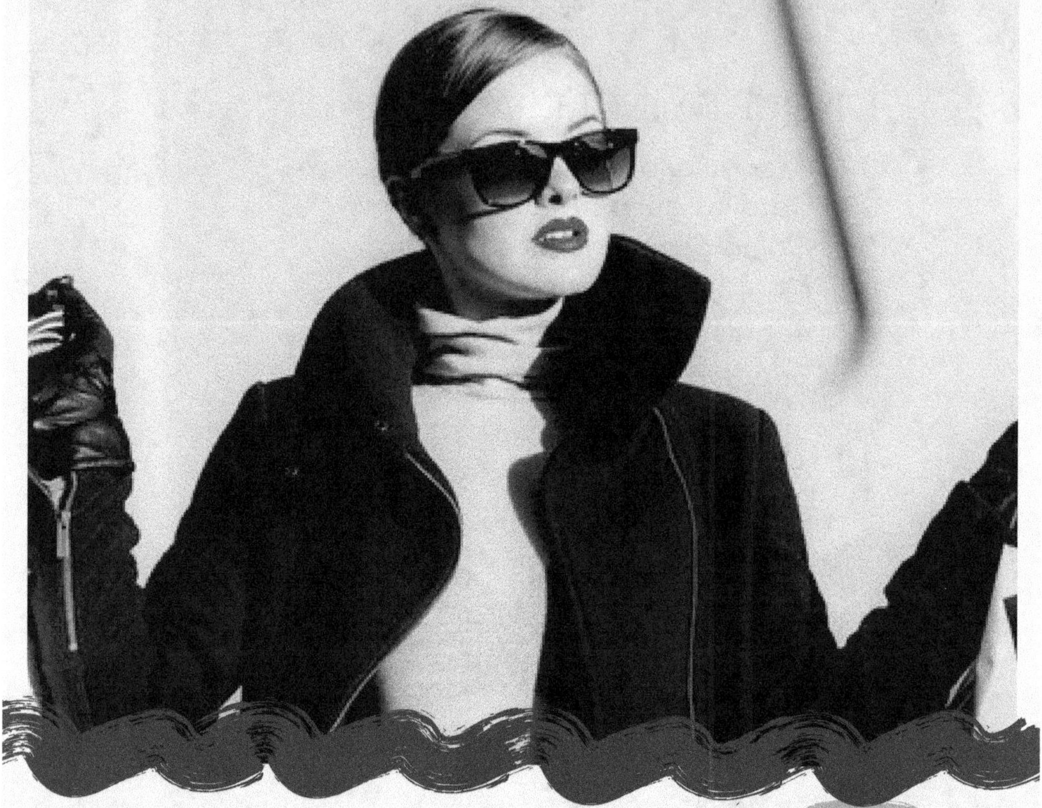

INGLESA

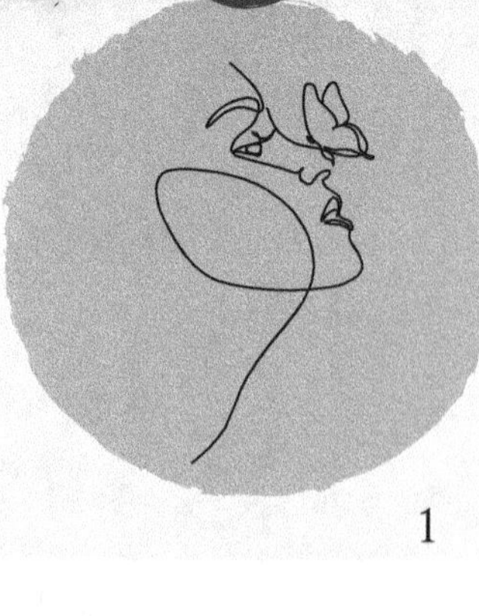

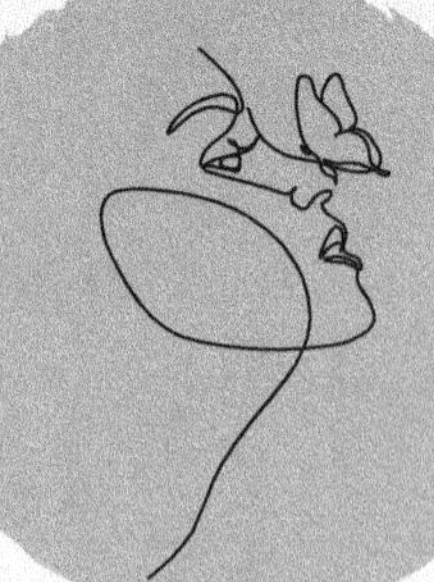

Para comenzar es importante sabernos comportar educadamente. La etiqueta inglesa se convertira en nuestra mejor aliada.

Vocabulario

- Comensal: persona que se sienta a la mesa.
- Anfitriona: persona que recibe a los invitados y les da sus atenciones.
- Shot: trago directo de licor.
- Maitre: capitán de meseros.
- Degustación: probada de alimentos y bebidas.
- Aspic: gelatinas saladas o degustación fina (como langosta y camarón).
- Flambe: toda la comida que se flamea para hacer más crujiente la superficie del alimento.
- Servicio francés: Es cuando cocinan una especialidad cerca de tu mesa.
- Servicio americano: Va de la cocina a tu mesa.

Detalles del anfitrión

1. Recibir siempre en la puerta.
2. Invitar de 8 a 72 horas mínimas con anticipación.
3. El anfitrión presenta siempre a sus invitados primero mujeres y luego los hombres.
4. Luces indirectas.
5. Música instrumental.
6. Luz de las velas aromáticas.
7. Siempre ofrecer.
8. Suscitar una conversación agradable.

Cultura General

Los chiles en nogada es la comida representativa de México pues es la más cara y la que tiene los 3 colores nacionales crema de flor de calabaza antes de la comida es la que también representa al país de México.

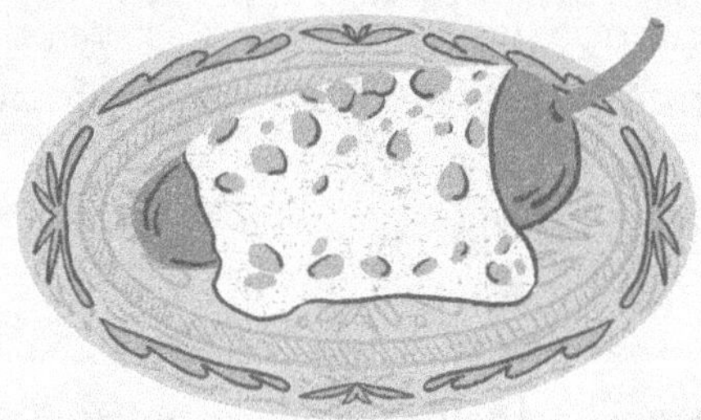

Como poner una mesa

- Mantel largo al suelo perfectamente limpio y planchado o un capitel fino.
- 3 colores máximo en combinación de oscuros con claros.
- Un arreglo sencillo de flores de medida de nuestra mano al codo al centro de la mesa.
- Una vela da convivencia y prosperidad además de alejar los malos olores y va en el desayuno comida y cena.
- Una ensaladera.
- Jarra de agua helada (Jamás al tiempo).
- Cesta de pan fino en conjunto con dos botellas iguales de vino.
- Plato base de oro, plata, cerámica, latón o cobre.
- Plato mayor.
- Servilleta de tela.

Se coloca un canasto en la mesa con los siguientes panes:
- pan negro
- pan de birote
- pan de caja
- pan de galleta salada

El pan negro y el birote se parten en rodajas gruesas, el pan de caja a la mitad nunca cruzado y El pan de galletas saladas o galletas saladas se trozan y se ponen junto con todos los panes al contorno de la canasta de pan.

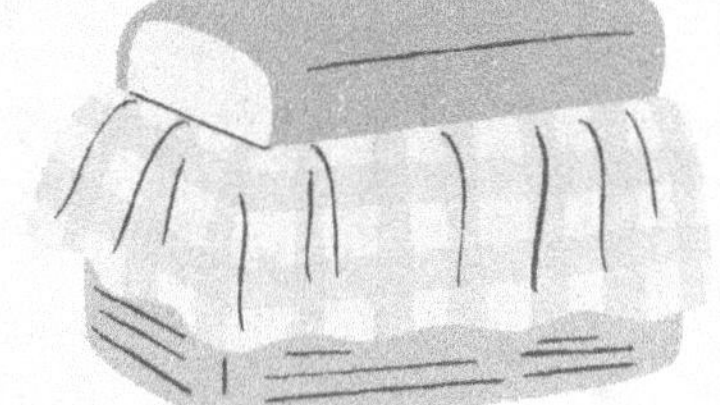

Comensal

1. Hacia el lado derecho del plato:
- Cuchillo.
- Cuchara Mayor (para sopas, cremas y consomés).
- Cuchara menor (para postres como helados y malteadas).

2. Hacia el lado izquierdo del plato:
- Tenedor Mayor (para carnes) siempre va en la mano izquierda con cuchillo en mano derecha y con las puntas hacia arriba.
- Tenedor Menor: Se toma de lado derecho de la mano siempre con las puntas hacia arriba y se puede utilizar para pescados, mariscos, o todo lo que sea suave como pastel, gelatinas, frutas, pastas y crepas.
- Plato de pan a la izquierda del plato base.

3. Hacia el lado superior del plato:
- Generalmente cuando se va a comer crustáceos se coloca un tenedor y un cuchillo en la parte superior del plato.

4. Copas
  • Se colocan 3 copas serán colocadas del lado superior derecho sus medidas son grande mediana y chica.
  • La copa grande es para el agua.
  • La copa mediana es para el vino blanco o rosado.
  • La copa menor es para vino tinto.

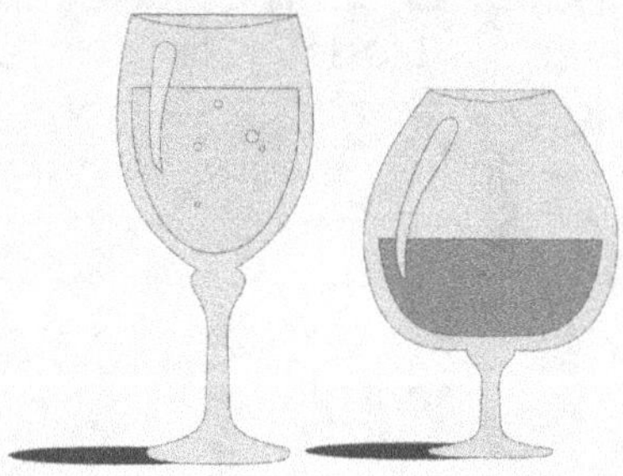

5. Van de 25 a 30 cm de retirado a la mesa y se sirve por la derecha sin hacer ruido.

6. Pescados y mariscos van acompañados con vino blanco.
7. Jaiba y carnes rojas se acompañan con vino tinto.

8. Una fruta por lo regular siempre se lleva del frutero al plato con tenedor menor y cuchillo nunca con la mano:
  • Tuna pitaya y plátano: ya que estos regularmente se encuentran en el plato o se lleva al plato corta las puntas con el cuchillo mano izquierda mientras sostienes el tenedor con la mano derecha, después se corta a la mitad y luego se saca la pulpa de nuestra fruta es entonces cuando cortamos pequeñas rodajas para llevar a la boca sólo se usa tenedor y cuchillo.
  • Pera, durazno y manzana: sostienes la fruta con tenedor mientras cortas pequeños trocitos y así se lleva a la boca hoy solo se usa tenedor y cuchillo siempre con los codos finamente derechos sin abrirlos.

9. Para comer caldos, sopas y consomés
   • Se toma la cuchara en la mano derecha y se toma la
     sopa con la cuchara de adentro hacia afuera se lleva a
     la boca siempre en dirección firme apuntando a la boca,
     la espalda siempre erguida la servilleta se coloca sobre
     las piernas juntas con un pie un poco más delante que el
     otro de preferencia el de lado derecho sí eres mujer y los
     hombres se colocarán la servilleta sobre una pierna y
     postura erguida y relajada a la vez.

10. El vino rosado de temperatura ambiente, helado funciona
para mojar la fruta que está cortada y también se
complementa con el vino tinto para que algunas veces se
acompañe con la fruta o en ocasiones especiales.

11. El espagueti se toma con un vino tinto la copa para el vino
deberá ser más pequeña, estás sopa se come con tenedor
en la mano derecha y una cuchara en la mano izquierda
sirviendo como apoyo del tenedor para dar círculos hacia la
derecha enrollando la pasta para llevarla a la boca.

   Un consejo de desayuno dietetico
• Jugo de naranja
• Una avena quaker
• Una fruta con hielo licuado

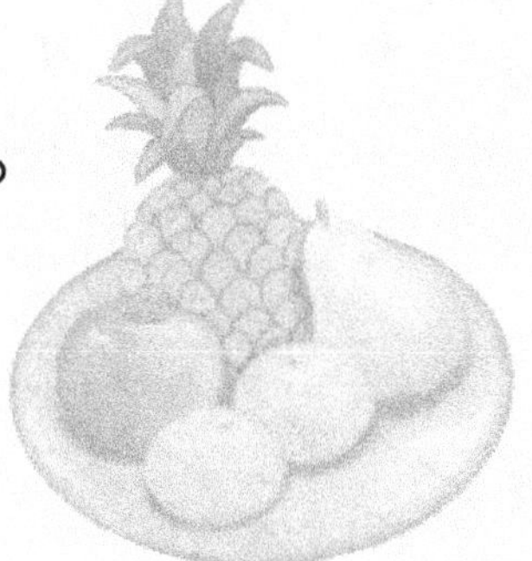

Una mujer refinada que se distingue sabe que el brindis social es muy importante para expresar su distinción.

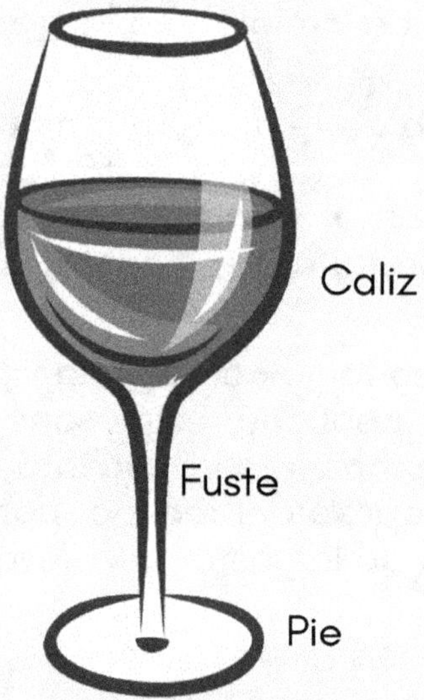

La mujer toma la copa del caliz.
El hombre toma la copa del fuste.

Montaje de carrito rodante

Cuando te toque ser anfitriona lo siguiente que debes considerar para llevar a la mesa en tu carrito rodante es:

• servilletas de limpieza desechables.
• servilletas de papel.
• salsa o aderezos.
• salsa inglesa, salsa Tabasco, aceite de olivo, vinagre de manzana blanco, crotones, queso parmesano rallado y servicio de más vino de mesa ya sea rosado blanco o tinto además de agua natural.

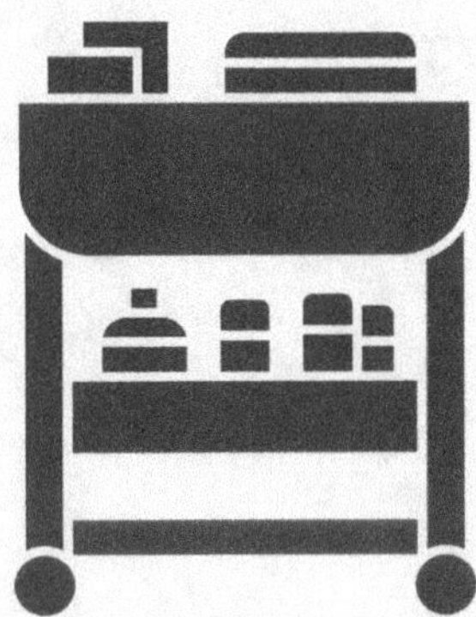

Estos alimentos se comen la siguiente forma

Crepas: Se come con tenedor menor en la mano derecha sin cuchillo y se acompaña con vino tinto.
Carne: Se comen contenedor mayor en la mano izquierda y cuchillo de sierra en la mano derecha, se acompañan con vino tinto.
Fruta: Se come con tenedor menor en la mano derecha y se acompaña con vino rosado.

Reglas de conversación

1. Mirar siempre a las personas o al interlocutor para decir lo que quiero antes de hablar.
2. Hacer que tu interlocutor se sienta importante.
3. La conversación actual sostiene tus puntos de vista, pero déjate convencer por la razón.
4. Jamás hieras con tus palabras.
5. No te comuniques sospechas.
6. Jamás de los jamases critiques negativamente a una persona.

7. Sostén siempre la categoría de ser discreto.
8. Tus expresiones deben ser siempre corteses y con sellos de educación.
9. Siempre que hables y quieras dirigirte a un público no hables con adjetivos calificativos ni gerundios.
10. Leer editoriales de periódicos.
11. Aumenta tu cultura manejando reafirmamiento en tu vocabulario sin decir vulgaridades.
12. Un buen conversador tiene sentido del humor, es oportuno, reflexivo (piensa antes de hablar), ecuánime (equilibrado) y dinámico.

Etiqueta en una reunión

1. La mujer educada debe saludar siempre.
2. La mujer permanece siempre sentada cuando la saludan o la presentan a excepción de que llegue un cura, un presidente, un anciano o cliente.
3. Siempre se presenta por jerarquías, por rangos cronológicos o por edades primero los más avanzados.
4. No se presenta como novio a un hombre que no te ha dado un anillo de compromiso sólo por su nombre.
5. No se saluda de beso por primera vez.
6. Hoy cuando se habla Por Primera Vez a una persona se le habla de usted.
7. Cuando 2 personas son jóvenes se pueden presentar de tu.

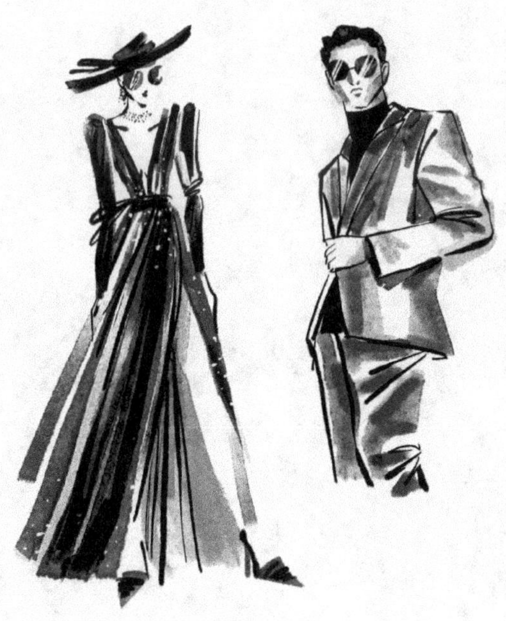

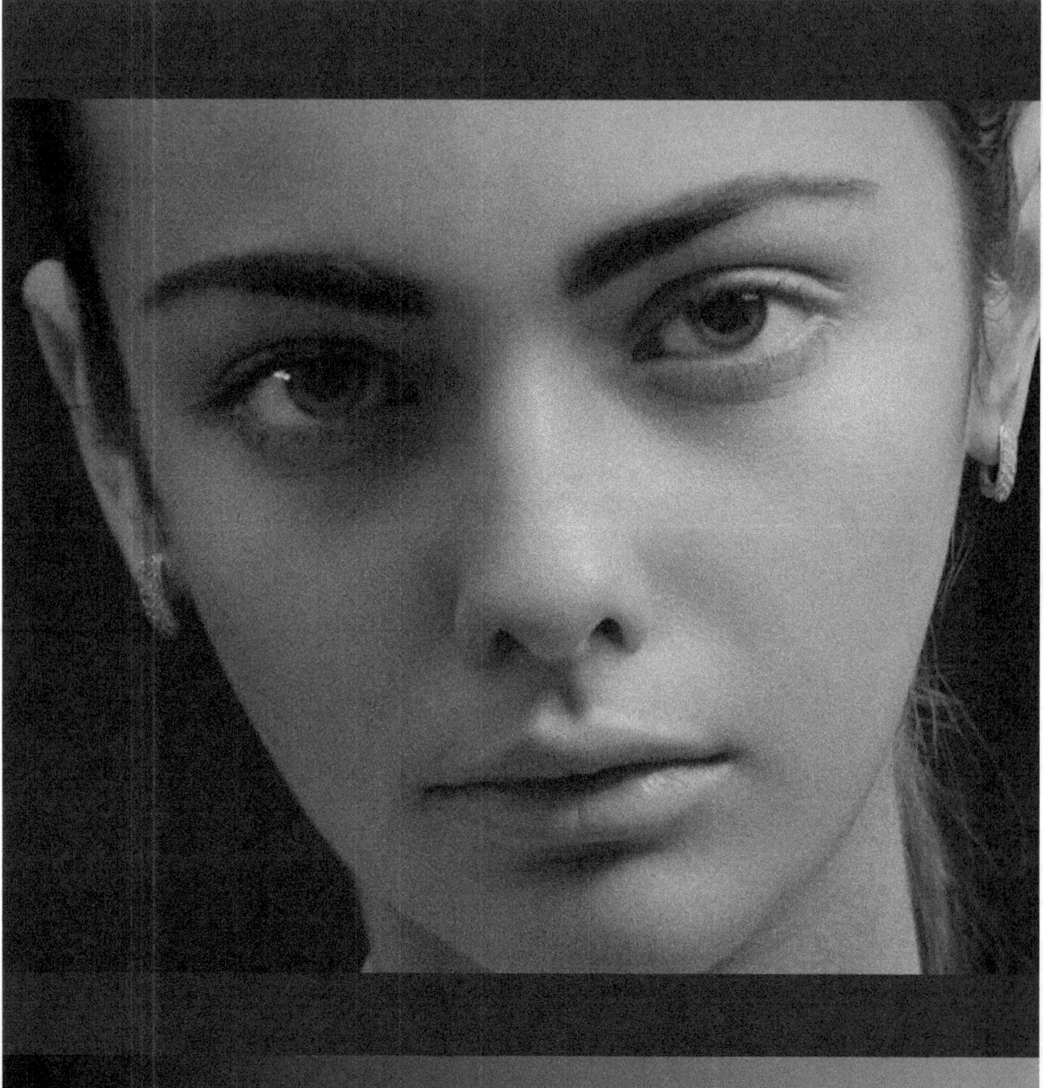

PERSONALIDAD

Personalidad

Para poder tener una buena personalidad es necesario conocerte a ti misma saber identificar:
1. ¿qué es lo que más te gusta?
2. ¿qué es lo que más te disgusta?
3. ¿qué es lo que te emociona?
4. ¿qué te hace feliz?
5. ¿qué es lo que más te gusta hacer?

para ser una persona educada no se requiere perder tu propia personalidad si no adaptarla a las normas de educación, pues esa es tu forma de ser, es tu Forma de ser única y tienes que conocerte a ti misma para que los demás también puedan hacerlo.

Detalles que te distinguen como persona

- Ser genuino
- Siempre que logres algo positivo comunícalo
- Ser elocuente (hacer sentir tus palabras)
- Romper la rutina
- Actuar siempre con categoría
- Ser naturales (la rutina es el peor hábito)
- Decisión
- Entusiasmo (sentido del humor)
- El ser auténtico es manejar originalidad y categoría en todos nuestros actos diarios si se quiere brillar es importante la sensibilidad y positivismo, la autenticidad da libertad la persona auténtica es la que se entrega, pero sostiene sus valores, la que ama, pero primero se ama a sí mismo, es la que con su talento sabe llegar primero interior luego al corazón, la que vibra en todo momento y es la que con su sensibilidad conquista al mundo entero

Fragancias

- El perfume es el embajador de tu personalidad de ahí que se va a elegir el que vaya con tu temperamento carácter y personalidad. Existen 5 tipos en todo el mundo: atrevido, exótico, romántico, sofisticado y deportivo.

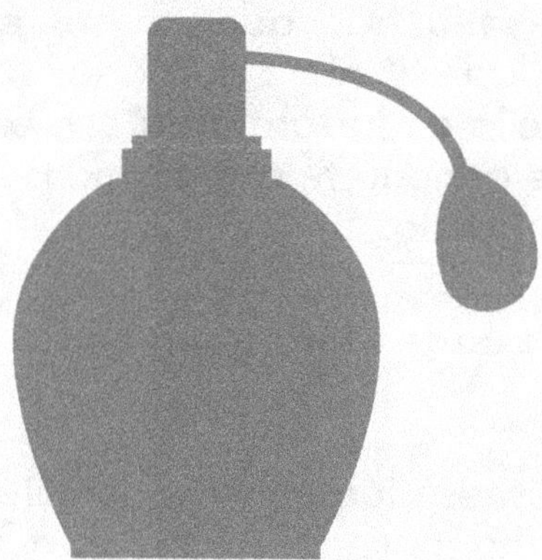

- Las esencias de los 5 tipos son las siguientes:
- Atrevida: nardo, orquídea negra y Jazmín
- Romántica: rosa seca, orquídea blanca y violeta
- Exótica: bambú, sándalo y almizcle
- Sofisticada: maderas secas y almizcle
- Deportiva: pasto azul, Elizabeth arden y maderas no tan secas
- La loción se aplica de 8:00 am a 5:00 pm y el perfume de 5:00 pm en adelante. Las lociones son para el cuerpo y el perfume se coloca en 6 puntos del cuerpo (detrás de las orejas, parte baja del cuello, lado interno de brazos, detrás de las muñecas y atrás de las rodillas).

Maquillaje

Hay diferentes tipos de rostro, en esta imagen se muestran para saber identificar su rostro, esto es importante para conocer qué tipo de cortes de cabello van con el tipo de cara al igual que saber de qué forma se pueden maquillar.

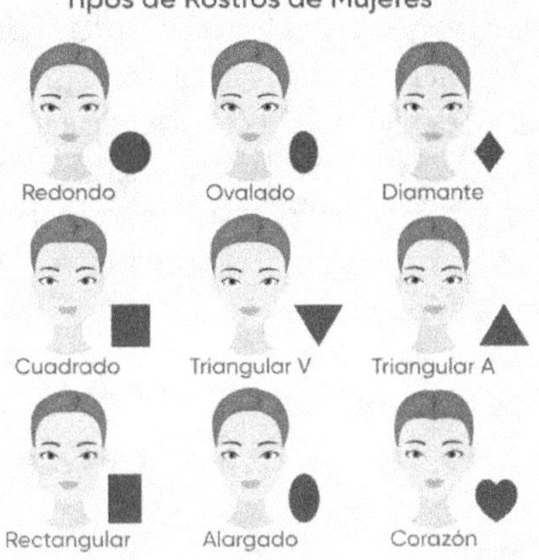

Para el maquillaje podemos iniciar desde la base con lo siguiente:

1. Corrector blanco para nariz orejas y mentón
2. Corrector oscuro (café chocolate) para la nariz mejillas y mitad del mentón
3. Polvo traslúcido
4. Sellador
5. Rímel
6. Cejas
7. Ojos
8. Labios

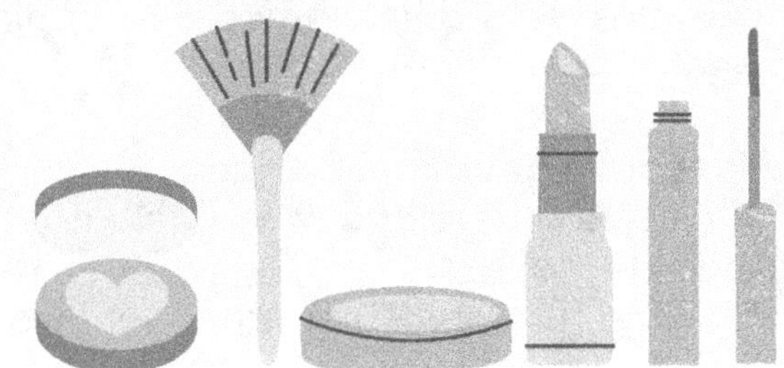

Si se tiene un evento por la mañana puede ser ligero el maquillaje, pero si es de noche debe ser más cargado el maquillaje para que no se pierda y luzca mejor tu rostro. Es importante no abusar del maquillaje y siempre quitarlo por las noches ya que los químicos de estos avejentan en tu piel.

Cuidados de la piel

Es importante qué cuentes con los siguientes productos de belleza lo más naturales posibles para cuidar la piel de tu rostro, en algunas ocasiones nuestra piel puede requerir ayuda de estos productos dependiendo el tipo de piel el tiempo de piel que tenga tu rostro, tienes que identificar sí es piel grasa seca normal a seca entre otras y recuerda que la piel de la cara es muy delicada por lo tanto hay que tratarla cuidadosamente.

- Jabón neutro de uso personal
- Crema limpiadora
- Desmaquillante de ojos
- Agua de rosas (es un tónico y tiene que especificar el tipo de piel si es grasosa normal seca etc.)
- Crema humectante e hidratante (hoy se coloca en 5 puntos de la cara los cuales son; nariz, pómulos, frente y barbilla) Se aplica de la nariz hacia afuera y el mismo tiempo hacia arriba suavemente.

Para después del baño y antes de dormir es recomendable lo siguiente:

- Alcohol en gel para las manos
- Exfoliante de chabacano 20 minutos
- Agua de rosas
- Vitamina (crema humectante nutritiva)

- Loción astringente (sólo para áreas grasosas)
- Exfoliante de rostro (se utiliza una vez a la semana para cutis graso)
- Mascarilla de barro (se utiliza una vez a la semana y sirve para purificar regenerar y limpiar la piel del rostro a la vez que deja la piel suave y tersa con una sensación fresca)

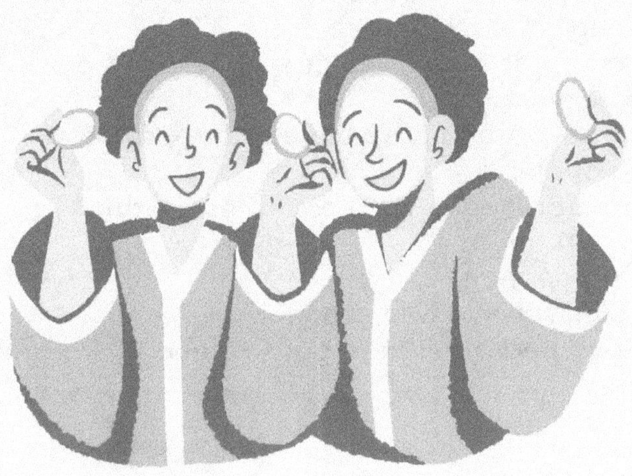

- Recomendaciones
- 1. para la piel seca se recomienda jabón de miel de abeja
- 2. para la piel grasa se recomienda jabón de piel de algas marinas
- 3. para todo tipo de piel se recomienda jabón de avena humectante
- 4. Para nutrir las pestañas aceite de resino
- 5. para humectar la piel aceite de almendras o aceite de olivo con limón y azúcar

Guarda Ropa

- No comprar cosas parecidas
- No vestirnos de una sola línea
- En la parte de la silueta (cadera) stretch en la parte de arriba flotante
- Máximo 8 accesorios
- Líneas base con 2 toques vanguardistas (modernos)
- Ser originales. No copiar
- No comprar más ropa que accesorios como zapatos, bolso y cinturón.
- Ropa obligatoria para el guardarropa
- Capa opcional
- Falda larga negra, pero eso ya es del año
- Falta 3/4 negra
- Vestido de manga larga
- Pantalón sencillo tipo español
- Chaleco negro delgado para verano y otro grueso para invierno
- Bermudas

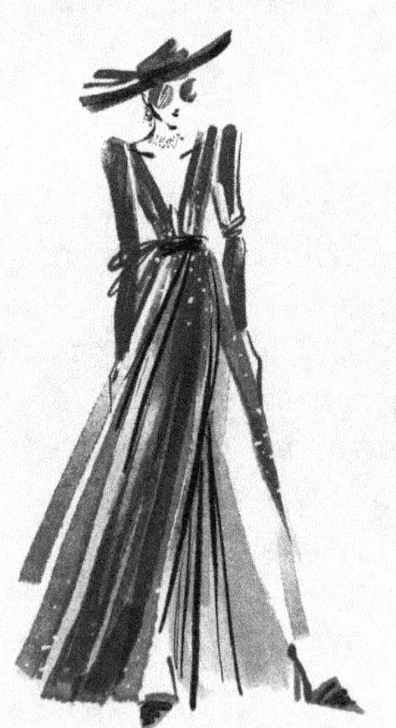

Tipos de estilos
- Casual (semi formal)
- Ejecutivo (formal)
- Etiqueta (playa)

Existe un horario para elegir perfume y elegir el guardarropa adecuado de 8:00am a 5:00pm todo lo informal; si se tiene un evento en especial de 5:00 pm en adelante de perfume como en prendas de vestir viene todo lo formal que se requiera.

Una mujer bien vestida y elegante tiene que vestirse de un solo tono, sin dibujos con líneas que alarguen tu figura, accesorios y un toque vanguardista. Una persona inteligente, educada y honesta resalta sobre las demás.

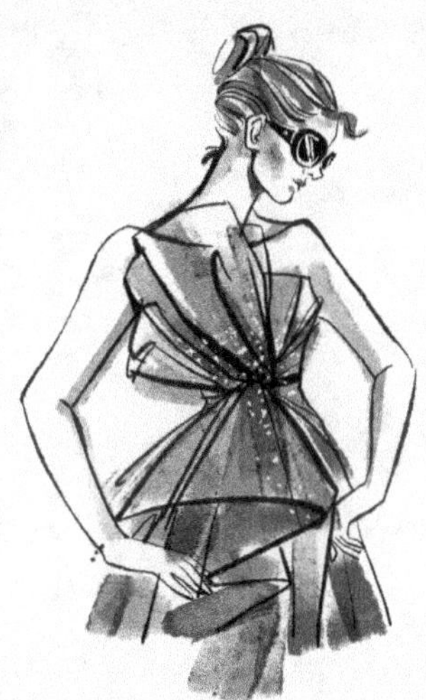

Cómo distribuir mi presupuesto en accesorios
Un presupuesto anual sano debe hacerse informarse 2 veces al año
- 20% sacos (blazer) o abrigos
- 25% pantalones y faldas
- 15% ropa interior
- 40% accesorios como zapatos, bolso, gafas, ropa de playa entre otros.

MODELAJE

Fotografía

1. Expresar la esencia y el misticismo de la mujer de oro.
2. En cada exposición fotográfica dejar lucir la autenticidad de tu propio yo.
3. Dentro de la modernidad en fotografía ser expresiva dinámica y ágil.
4. Lo más valioso del rostro de una persona hoy es la mirada expresiva y pómulos altos.
5. Cierra los ojos entre foto y foto para descansar la mirada.
6. Acostúmbrate a posar en los eventos con el rostro y silueta 3/4 hacia la cámara.
7. Una buena modelo fotográfica se convierte de foto en foto en audaz, temperamental, sexy, dulce, moderna y apasionada.
8. Hoy no abuses del maquillaje en una foto, pues tus tonos tienen que ser mate nada brillante.
9. Piensa que la evolución de la fotogenia del siglo XXII se considera la de oro cuando la selles con tu naturalidad.

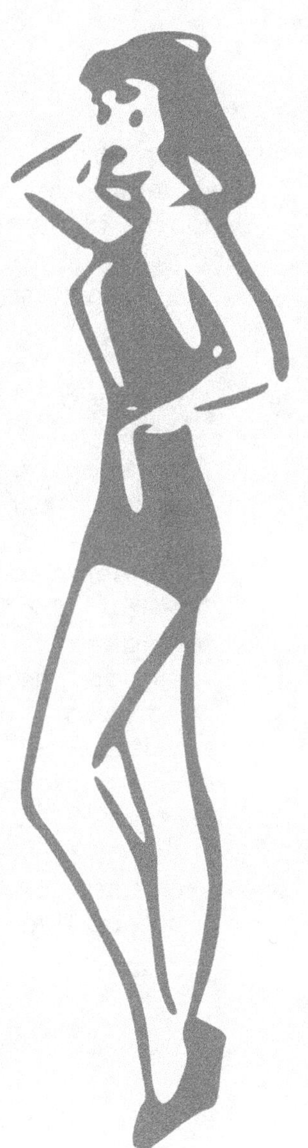

Pasarela

Hay diferentes proyecciones o personalidades que se pueden adoptar al momento de estar en una pasarela

1. Agresiva: seria con expresión dura y firme
2. Tierna: inocente tímida y cohibida con proyección angelical
3. Sensual: con mirada coqueta segura manejando mucho el amor con movimientos sexys
4. Sonriente: emocionada mirada feliz y de sorpresa
5. Elegante: distinguida firmé mirada tierna y a la vez agresiva con movimientos lentos
6. El modelaje no solo el pasarela, la luz interna siempre debe brillar y no solo en pasarela si no en lo cotidiano, no eres una robot.

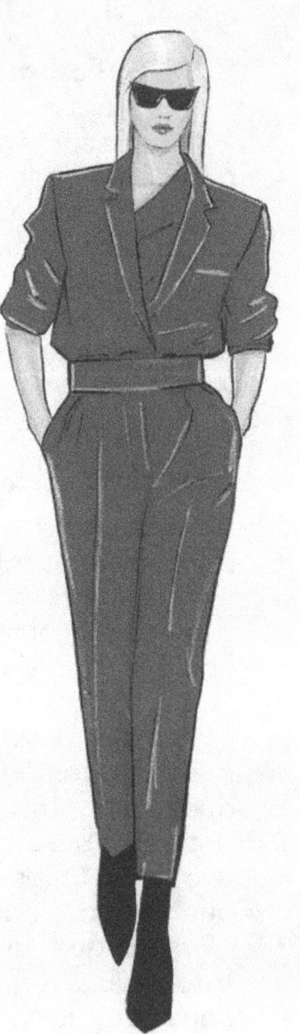

Reglas para una modelo

Cuando eres modelo hay ciertos aspectos que debes adoptar como trabajo:

1. Un casting significa un examen de lo que considera el cliente para tu contratación si no eres elegida es porque no tienes el perfil solicitado para su evento.
2. Asistir a los castings con regularidad siempre y cuando estés afianzada a una agencia.
3. Llegar 1 hora antes del casting para checar vestuario y maquillaje.
4. Asistir con un book de fotos sea físico o digital.
5. Para comerciales de cine y televisión la chica no amerita tener estatura ni belleza sólo porte elegancia y categoría.
6. Lo moderno en la actualidad es la naturalidad expresión e impacto personal.
7. El lujo de esta profesión es distinguirte siempre por tus modales ya que eres o vas a ser modelo de mujer.

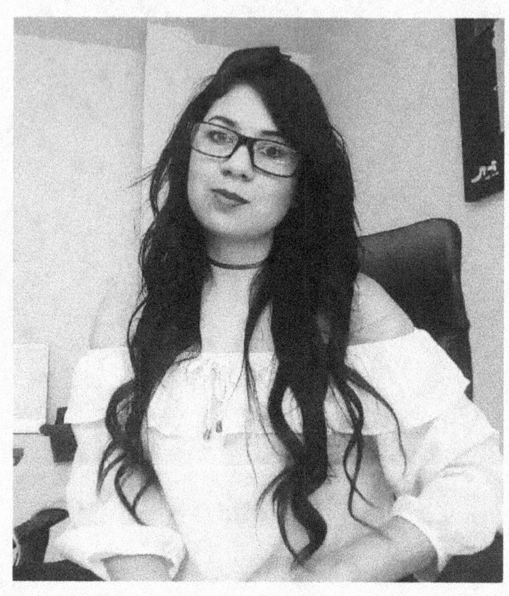

Espero que disfruten tanto como yo disfruté crear esta corta pero inspiradora guía. Escribir este ejemplar me trajo muy lindos recuerdos de cuando me preparé para ser modelo, y apliqué para algunos eventos con amigas y compañeras queridas, también me tocó ser maestra y por ende enseñar a varias alumnas a ser modelos y sobre todo como ser mejores cada vez con etiqueta, autoestima y personalidad. A sentirse seguras de sí mismas y ahora este conocimiento lo pongo al alcance de todas las mujeres que les interesa verse y sentirse bien.

Es hermoso ser mujer, reconocer tu valor y saberte respetar y convivir con gente de respeto mutuo, este aprendizaje no es sólo una etapa cuando eres una modelo de mujer lo eres por toda tu vida, estes o no en una pasarela o frente a las cámaras, simplemente porque es un estilo de vida sano y siempre tendrás alguien aprendiendo de ti o admirándote.

Escrito por Ana Y. Jaramillo Ríos